DES DENTS

MINÉRALES

OU

CONSIDÉRATIONS GÉNÉRALES

SUR LES DIFFÉRENTES SUBSTANCES ET LES DIFFÉRENTS MOYENS
EMPLOYÉS A CONFECTIONNER
LES PIÈCES DENTAIRES ARTIFICIELLES;

PAR **BILLARD**, DENTISTE
Docteur en médecine de la Faculté de Paris, membre
de l'Athénée des arts, etc, etc.

PARIS,
CHEZ L'AUTEUR, RUE CASSETTE, 8.
1851.

DES DENTS

MINÉRALES

OU

CONSIDÉRATIONS GÉNÉRALES

SUR LES DIFFÉRENTES SUBSTANCES ET LES DIFFÉRENTS MOYENS
EMPLOYÉS A CONFECTIONNER
LES PIÈCES DENTAIRES ARTIFICIELLES;

PAR **BILLARD**, DENTISTE

Docteur en médecine de la Faculté de Paris, membre
de l'Athénée des arts, etc. etc.

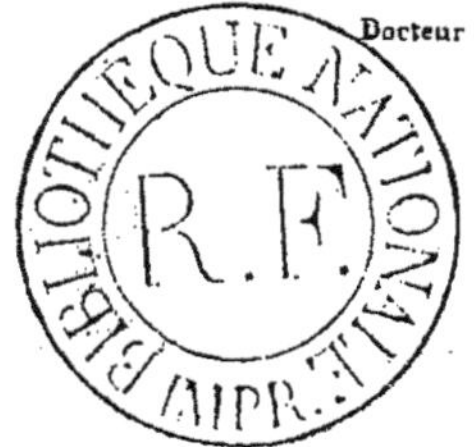

PARIS,

CHEZ L'AUTEUR, RUE CASSETTE, 8.

1851.

PARIS. — IMPRIMERIE DE L. MARTINET, RUE MIGNON, 2.

AVANT-PROPOS.

Mon penchant pour tout ce qui se rapprochait d'une science dans laquelle l'adresse de la main entrât pour quelque chose, a toujours guidé ma pensée dans le choix que j'avais à faire d'une profession. Resté orphelin très jeune, livré entièrement à moi-même à dix-huit ans, avec une fortune à peine suffisante pour terminer mon éducation médicale, je fus reçu docteur en médecine, à la Faculté de Paris, le 13 juin 1822.

La médecine devait donc être ma profession ; mais j'avais fait choix d'une spécialité où l'adresse de la main devait m'aider et me faire distinguer (les maladies et les opérations des yeux). Ma thèse, présentée et soutenue à la Faculté de médecine, en est une preuve (*Dissertation sur la fistule lacrymale*, par Billard, présentée et soutenue, le 13 juin 1822, à la Faculté de Paris). A cette époque, j'ai présenté des instruments qui modifiaient ceux du maître en chirurgie, Laforest; depuis, Gensoul, docteur en médecine, à Lyon, s'est acquis une grande réputation, par les instruments qu'il a proposés, et qui sont généralement employés à la cure de la fistule lacrymale. Ces instruments sont *les miens;* comme moi, il en a eu l'idée, ou cette idée il l'a puisée dans ma thèse, et ici je réclame la priorité.

Le hasard me fit connaître un dentiste, et je fis choix de cette spécialité de la médecine, qui me mettait plus à même d'exercer mon adresse manuelle; j'avais d'ailleurs fait mes premiers essais comme dentiste à l'Hôtel-Dieu d'Orléans, où j'ai laissé des souvenirs assez curieux pour certaines opérations de dents que j'ai pratiquées comme interne. Pardonnez-moi, mes chers confrères, cette digression qui doit vous paraître étrangère au sujet; pourtant elle a un but : c'est de vous faire voir que, dans le choix d'une profession, on doit prendre celle qui est le plus en rapport avec son intelligence et ses goûts, et qu'il ne faut pas dire : « Je vais prendre telle ou telle profession parce que l'*on y gagne de l'argent.* » C'est toujours là le point de mire; mais on se trompe souvent, car on ne gagne de l'argent dans une profession que lorsqu'on a toutes les qualités pour s'y distinguer. On ne peut donc pas dire : « Je vais me faire dentiste ou je vais me faire fabricant de dents; » car il ne suffit pas d'avoir été chez un dentiste pour le devenir; j'en ai vu beaucoup d'exemples. Des jeunes gens, qui sont restés chez moi plusieurs années, ne seront jamais bons dentistes, et d'autres, qui y sont restés à peine quelques mois, sont devenus très habiles dans cette profession. Il ne suffit pas non plus d'avoir été dans un atelier de fabrication de dents, d'en avoir même fait comme ouvrier, pour être bon fabricant; car il faut être bon dentiste pour bien fabriquer les dents et connaître toutes les exigences que demande cette profession, savoir discerner le bon et le mauvais dans telles ou telles modifications qui vous seront proposées, imposées même par certains dentistes, modifications que l'on doit faire par intérêt, mais qu'il faut se garder d'admettre habituellement; car autrement, dans beaucoup de cas, vous ne feriez rien de bon. A l'appui de ce que je viens de dire, il ne manque pas d'exemples. Les connaissances les plus importantes, et que trop peu de fabricants possèdent, sont les connaissances en chimie. Les Américains et les Anglais ont importé des dents transparentes fort belles, qui, malheureusement pour eux, changent au feu, noircissent, se marbrent et cassent. Ils sont aussi obligés de les souder à l'étain. Cependant, comme ces dents avaient une supériorité apparente, il fallait que la fabrique française ne se laissât pas surpasser : aussi a-t-elle fait des efforts, et je suis assez heureux pour dire que seul j'ai réussi, tandis que ceux qui avaient tenté en même temps que moi y ont renoncé. J'ai été aidé en cela par la chimie.

Dans cette brochure, dont le but est de faire apprécier ma fabrication et de servir mon intérêt, j'émets beaucoup d'idées qui n'ont pas encore été présentées ; elles sont de moi en grande partie, et je dois l'autre partie à mes relations de commerce et d'amitié avec les dentistes les plus distingués de tous les pays : aussi cette brochure, où je ne donne aucune formule, est plus capable de former un bon fabricant de dents que les ouvrages qui ont paru vouloir traiter cette matière.

DES DENTS
MINÉRALES,

OU

Considérations générales sur les différentes substances employées à confectionner les pièces dentaires artificielles.

Des substances animales, végétales et minérales.

Les substances animales, telles que les *dents*, les os des animaux, furent longtemps employées à la confection des pièces dentaires artificielles; dans quelques circonstances, elles peuvent être préférées aux dents minérales; dans certains cas de dentiers complets, par exemple, elles sont employées comme pièces d'attente.

Les substances animales, continuellement soumises à l'action de la salive plus ou moins acide ou alcaline, aidée de la chaleur et de l'humidité, se ramollissent et se détruisent quelquefois assez promptement, sans parler des inconvénients qui feront le sujet d'un autre chapitre.

Les substances végétales, que plusieurs personnes emploient provisoirement, telles que des dents faites avec des racines tendres que l'on enclave entre les dents qui restent, ne durent que quelques heures, et laissent à ceux qui essaient d'en faire usage l'inquiétude de les voir tomber au moment où ils y pensent le moins ; les dents en cire ont les mêmes inconvénients : elles durent peut-être un peu plus longtemps, mais avec les mêmes désagréments. Les dents et les os des animaux sont peu employés ; pourtant les dents d'hippopotame et les dents humaines le sont encore, au moins en certains pays. Les dents minérales sont celles dont l'emploi est le plus général, qui répondent à tous les besoins, et qui peuvent remplir toutes les conditions lorsqu'elles sont employées par un homme intelligent et une main habile. Pour décider le choix que l'on doit faire de l'une de ces substances, j'établirai un parallèle entre les dents animales et les dents minérales.

Les dentistes qui ont l'habitude de se servir de dents humaines attribuent aux dents minérales le défaut de ne pas imiter la nature. Ce reproche ne peut s'adresser qu'aux dents ordinaires, qui, par leurs formes plus ou moins bombées, leur nuance uniforme, ne présentent pas à leur surface émaillée les inégalités des dents humaines ; mais une main exercée peut, en les taillant, les faire se rapprocher beaucoup et imiter même parfaitement la nature. Pendant longtemps les dents minérales, assez informes, présentaient de grandes difficultés dans leur emploi, et peu de dentistes s'en servaient de manière à tromper l'œil même le moins clairvoyant ; mais depuis une quinzaine d'années elles se sont rapprochées des différentes formes, nuances et aspects des dents naturelles. Depuis quinze ans environ je fais des dents minérales qui imitent les dents naturelles en tout point comme apparence extérieure. Mais je veux vous entretenir quelques instants des dents mises depuis trente ans en vos mains, et que vous connaissez tous, leur faire subir une comparaison avec les dents naturelles, et tâcher de vous montrer qu'avec les défauts que nous leur reconnaissons, elles sont encore supérieures aux dents humaines.

Lorsqu'avec une dent minérale des plus anciennes vous devez imiter une dent naturelle qui lui est parallèle, vous éprouvez de la difficulté, vous vous récriez contre l'imperfection de l'objet qui doit vous servir à imiter cette dent, et vous avez raison ; prenez maintenant une dent naturelle pour faire ce remplacement, croyez-vous que ce sera sans difficultés? Il vous faudra d'abord trouver une dent pareille à celle qui reste, et il est excessivement difficile de la trouver semblable pour les formes, les dimensions et la direction des lignes; il faudra couper cette dent; vous limerez ses bords, ses angles; peut-être arrondirez-vous ou aplatirez-vous sa surface. Alors vous aurez perdu votre dent, elle n'aura plus la forme naturelle, elle se reconnaîtra dans la bouche; car il est plus difficile de toucher à une dent naturelle qu'à une dent minérale, et si vous pouvez tailler une dent naturelle sans détruire sa forme, à plus forte raison pourrez-vous le faire avec une dent minérale, et même avec ses imperfections anciennes imiter la nature, de manière à s'y méprendre. Avec une dent naturelle, que vous aurez trouvée pareille à celle que vous voulez remplacer, vous rencontrerez encore des difficultés d'une autre espèce : ainsi, le canal dentaire, si c'est une dent à pivot, peut vous donner une épaisseur différente de celle du canal dentaire de la racine, et vous aurez une saillie ou un enfoncement qui ne sera pas celui de la dent parallèle; il sera donc plus difficile de bien placer une dent naturelle qu'une dent minérale. Un autre inconvénient peut encore arriver à la dent naturelle, si vous n'en avez pas fait le choix après l'avoir fait tremper au moins un jour dans l'eau; elle peut prendre dans la bouche une nuance différente de celle des dents voisines.

Il est beaucoup de dentistes qui n'osent toucher à la surface émaillée d'une dent minérale ordinaire ancienne. Et cependant si la dent que l'on a choisie doit conserver sa surface émaillée, c'est-à-dire qu'on n'ait pas besoin de pratiquer des sillons ou enfoncements pour imiter les dents parallèles, on doit toujours enlever une partie ou la totalité du brillant de l'émail, qui, dans la bouche, décélerait la présence d'une dent artificielle; il ne faut pas craindre d'enlever tout ce brillant, pas plus qu'une partie de l'épaisseur de l'émail; car, dans la bouche, la salive donne à cette dent le brillant nécessaire et pareil à celui des dents voisines.

A l'époque où j'ai donné la première édition de cette brochure, il se faisait beaucoup moins de pièces en hippopotame qu'il ne s'en fait maintenant depuis que certains dentistes ont appelé cette substance *osanore*, ce qui signifie *sans odeur*.

Quoique cette qualification soit tout le contraire de la réalité, il s'en fait aujourd'hui moins qu'il y a trois ou quatre ans, et l'emploi diminue dans la proportion de l'appréciation qu'on peut en faire. Néanmoins l'hippopotame doit être employé dans certains cas, et c'est surtout pour les pièces de dents de la mâchoire inférieure et pour les dentiers complets que l'on emploie cette espèce d'ivoire, d'une nature plus serrée et résistant mieux aux sucs salivaires que les dents d'éléphant. On ajuste, on sculpte cet ivoire en lui donnant la forme naturelle des dents. Mais cette imitation se reconnaît souvent dans la bouche par le trop de régularité que l'on donne aux formes; on les emploie aussi pour pièces provisoires, lorsqu'on fait pour la première fois un dentier complet, afin d'habituer le client et d'asseoir les gencives pour faire ensuite un dentier minéral. Quoique je n'établisse aucune comparaison entre cette espèce de dents et les minérales, je devais en dire un mot en parlant des substances animales.

Des dents naturelles et minérales comparées dans leur emploi.

Vous rencontrerez dans la pratique beaucoup de cas où une dent naturelle ne pourra pas être placée, tandis qu'une dent minérale le sera facilement, et vous ne trouverez pas de circonstances où l'on pourrait placer des dents naturelles sans pouvoir également en placer de minérales; vous verrez souvent, après la perte de trois ou quatre incisives supérieures, les dents de la mâchoire inférieure venant heurter par leur bord tranchant, soit la gencive correspondant au point central qu'occupaient les racines, lorsqu'on les a perdues, ou ces mêmes racines lorsqu'elles sont restées dans l'alvéole; dans ce cas, si vous vous servez de dents humaines pour remplacer ces trois ou quatre incisives supérieures, vous aurez beaucoup de peine, à cause de leur épaisseur, et peut-être cela vous sera-t-il impossible, tandis qu'en employant des dents minérales vous le ferez très facilement.

Il est peu de cas, et il me serait difficile d'en indiquer, où les dents minérales, pour des pièces d'une ou de plusieurs dents, ne doivent pas avoir la préférence.

Ce ne serait qu'autant que le dentiste n'aurait pas sous la main un choix suffisant de dents minérales.

Dans le cas de dentiers complets, certains clients, très nerveux, ne peuvent s'habituer au frottement et au choc des deux pièces, qui leur est insupportable. Il faut alors faire la pièce supérieure en dents naturelles ou en hippopotame sculpté, et l'inférieure en dents minérales, ou *vice versâ;* mais ce cas est très rare.

Il est aussi des circonstances que l'usage indique et que l'on ne peut prévoir : ainsi, j'ai eu un client chez qui le contact d'une cuvette métallique produisait une sensation de froid et d'engourdissement, résultant du dégagement continuel du fluide galvanique produit par le mélange des métaux (1). C'est le client, homme instruit, qui en a cherché et trouvé la cause en mettant dans sa bouche une petite plaque de zinc et une pièce de monnaie (2).

Jusqu'alors, je croyais que cette impression de froid et d'engourdissement n'était que momentanée et devait se passer après quelques instants; mais, malgré les efforts qu'il a faits pour s'habituer à ce dentier minéral, qu'il préférait à celui sculpté qu'il avait porté jusqu'alors, il lui a fallu revenir à ce dernier.

Il arrive encore que des clients ayant toujours fait usage de dents humaines, bien qu'ils aient été forcés de les renouveler de temps en temps, en ont été satisfaits à cela près, et ne veulent pas en porter d'une autre espèce qu'ils ne connaissent pas; il faut donc, dans ce cas, par convenance et pour ne pas heurter leurs idées, employer des dents naturelles.

Lorsque l'on n'a pas l'habitude d'employer les dents minérales, la difficulté que l'on craint de ne pouvoir surmonter est de les souder. Cette difficulté est pourtant bien peu de chose : il suffira d'avoir vu souder une ou deux fois, ou d'avoir une description exacte de la manière de le faire, pour y arriver facilement.

Les dents naturelles peuvent également se monter solidement

(1) Dans une pièce en dents minérales il y a toujours quatre métaux : le platine, l'or, l'argent, le cuivre.

(2) Ce client était atteint d'une maladie organique qui le plaçait dans un cas exceptionnel.

de plusieurs manières, mais toujours avec moins de facilité que les dents minérales. Il n'est pas de dentiste, sachant également bien monter ces deux espèces de dents, qui ne préfère monter les dents minérales, sous le rapport de la facilité, indépendamment des autres avantages qu'elles ont sur les dents humaines.

Les dentistes qui ont voulu discréditer les dents minérales n'ont pas manqué de dire qu'elles n'étaient pas solides. Il leur suffisait de dire qu'elles étaient en porcelaine (ce qui n'est pas exact); alors le client, qui, sans autre réflexion, pensait à sa vaisselle, était aussitôt de l'avis du détracteur. Ce qui est vrai d'ailleurs pour une assiette de porcelaine, qui offre une grande dimension et peu d'épaisseur, cesse de l'être lorsqu'il s'agit d'un morceau de porcelaine à peu près cube comme une dent; pour mettre la comparaison à la portée de ceux qui pensent à la porcelaine, je leur ferai remarquer que les enfants jouent pendant deux ou trois mois avec un bouton de sucrier sans le casser. Ce morceau de porcelaine, en raison de sa forme, est solide; il détruit la fausse comparaison que l'on avait fait subir à la dent.

Il arrive quelquefois qu'une dent minérale casse dans la bouche; mais cela n'aura lieu qu'autant qu'elle aurait eu à soutenir un effort des dents de la mâchoire inférieure, si l'on n'a pas pris les précautions que j'indiquerai pour éviter cet inconvénient, ou bien lorsqu'un corps dur, un os, par exemple, se sera rencontré entre les deux mâchoires; ces causes, qui feraient casser une dent minérale, agiront de même sur une dent naturelle, ou la déplaceront en la portant en dehors ou en dedans, mais le plus souvent en dehors. Il est très facile d'empêcher une dent minérale de casser; il s'agit de garnir de métal la partie interne de la dent; alors l'effort tendant à la casser ou à la détacher du pivot agit sur le métal et non sur la dent; il ne peut donc y avoir que déplacement et non fracture. Les dents minérales, ainsi garnies de métal à la surface interne, offriront moins d'épaisseur que les dents naturelles; elles seront ainsi moins facilement rencontrées, moins déplacées, moins sujettes à réparation, et par conséquent plus solides.

Les dents minérales doivent à leur incorruptibilité d'avoir été employées dès le commencement de leur invention; seulement, elles rencontrèrent beaucoup d'obstacles, à cause de la difficulté de les employer, conséquence inévitable d'une invention nouvelle, à laquelle beaucoup de perfectionnements restent toujours à faire.

A cette époque, presque toutes les pièces de plusieurs dents étaient faites en hippopotame sculpté; les dentistes ne pouvaient pas souder les dents minérales, qui, dans le principe de leur invention, étaient faites sans crampons de platine.

Les perfectionnements qui sont venus successivement ont mis les dents minérales en rivalité d'abord, et les ont fait préférer ensuite à toute autre espèce de dents; en effet, comment comparer l'avantage d'une pièce qui, par sa nature, ne peut être détruite par le séjour dans la bouche, s'y altérer ni donner mauvaise odeur, avec celui qu'offrent les dents humaines ou en substance animale, qui, par leur nature, sont putrescibles? Ces dents, que l'on est obligé de traverser de goupilles pour les fixer aux bases, soit métalliques ou d'hippopotame, sont facilement pénétrées par la salive, qui les décompose. Cette décomposition amène une odeur tellement fétide, que certaines personnes qui portent ce genre de pièce infectent en vingt minutes un appartement dans lequel elles se trouvent; et, chose étrange, elles s'aperçoivent à peine que leur denture a mauvaise odeur; c'est ainsi qu'elles en parlent à leur dentiste.

Cette odeur est plus ou moins forte et n'est pas toujours la même chez toutes les personnes; elle est souvent modifiée chez le même sujet, selon que sa santé éprouve quelque dérangement. Vous en conclurez peut-être que c'est moins au dentier de substance putrescible qu'à la mauvaise constitution ou à la santé du sujet qu'est dû l'inconvénient dont je viens de parler. Je conviens que s'il n'y avait pas de dentier dans la bouche il y aurait de même mauvaise odeur chez beaucoup de personnes, soit par l'expiration des poumons ou par les exhalaisons de mauvaise nature que donnent souvent les muqueuses de l'arrière-bouche, des fosses nasales ou de la bouche; mais lorsqu'il y a un dentier en substance naturelle, même à peu près neuf (six mois dans la bouche), tous les miasmes odorants s'y rassemblent, s'y concentrent quand la bouche est fermée, et lorsqu'on l'ouvre, c'est un foyer d'infection qui s'exhale, qui est lancé par la parole aux personnes à qui l'on s'adresse.

Les pièces en dents minérales, lorsqu'elles sont ajustées sur des racines, donnent de l'odeur; mais ce n'est pas de la pièce que dépend cette odeur, c'est de la gencive irritée par la présence des racines dans les alvéoles, et, dans ce cas, la fétidité est bien moins prononcée pour une pièce en dents minérales que pour une pièce en dents naturelles. Une pièce en dents minérales ne pouvant être pénétrée par la salive comme le serait une pièce en dents naturelles, le tartre s'y amasse moins, et il sera beaucoup plus aisé de nettoyer le travail que s'il était fait en dents humaines.

Ce que je viens de dire de la corruptibilité des dents humaines vient déposer contre leur peu de durée, comparée avec celle des dents minérales, qui sont inaltérables par le temps et peu par les usages auxquels elles sont destinées. Ainsi le frottement des dents les unes sur les autres ne les use pas, car les deux surfaces se polissent et deviennent brillantes.

Il peut arriver qu'après un certain laps de temps une ou deux dents se cassent, s'arrachent des crampons; ce qui est rare quand une pièce est bien faite et est toujours facile à réparer. Un râtelier de dents minérales, fait après que les gencives ont subi leur complet affaissement, dure toujours, tandis qu'un râtelier en hippopotame ou en dents naturelles dure deux, trois ou quatre ans, selon que la nature de l'hippopotame est plus ou moins bonne, selon que les sucs salivaires agissent sur lui avec plus ou moins d'intensité.

M. Duchâteau, pharmacien à Saint-Germain, qui eut le premier l'idée d'employer des dents d'une nature autre que celle qu'on avait employée jusqu'alors, y fut conduit par la nécessité. Il portait un râtelier en substance animale qui avait les inconvénients que j'ai signalés plus haut (la décomposition et la putréfaction); il pensa qu'une substance inaltérable par les agents chimiques aurait des avantages bien grands sur l'hippopotame; il pensa à la porcelaine, se fit lui-même un dentier, et eut ensuite recours à un dentiste, qui mit cette idée en pratique, travailla lui-même à faire des dentiers, des pièces en porcelaine de différente nature, en leur donnant des nuances variées. Le premier qui publia cette idée et ce qu'il avait fait pour qu'elle pût tourner au profit de la société, fut Dubois de Chément; il travailla longtemps à perfectionner ce genre de travail, qui lui donnait beaucoup de peine. L'art du dentiste était alors dans l'enfance, et presque toutes les pièces étaient fixées avec des ligatures. Les pièces, faites ainsi en pâte d'un seul morceau, allaient rarement bien; le retrait de la pâte, difficile à calculer, le peu d'épaisseur qu'il fallait donner aux pièces les rendaient trop faibles. On ne faisait pas de dents isolées, ou du moins il était tellement difficile d'y fixer un pivot en métal, qu'on avait renoncé à leur emploi. Ce genre de travail en serait probablement resté là, si une seconde idée ne fût venue se joindre à la première. Ce fut Fonzi qui, le premier, pensa à mettre de petits anneaux en platine à la face interne des dents, afin de pouvoir les réunir en les soudant à un fil métallique, qu'il contournait ensuite autour des dents restantes pour y fixer les dents artificielles. C'est à l'idée d'avoir adapté des anneaux en platine que sont dues les nombreuses modifications que les dents minérales ont subies sous le rapport des différents moyens de les fixer à leur base, afin d'en rendre l'emploi plus facile pour le dentiste, l'usage plus commode et plus durable pour le client.

Les dents de composition minérale peuvent se diviser, selon le degré de chaleur qu'il faut pour les cuire, en porcelaine tendre et porcelaine dure. La porcelaine tendre n'est presque plus employée depuis que l'on fixe les dents au moyen de crampons en platine, parce qu'en soudant les dents en pâte tendre, la couverte, qui est très fusible, était altérée par le feu du chalumeau. Celles en porcelaine dure, modifiées par d'autres substances minéralogiques, n'ont pas cet inconvénient, et sont en outre beaucoup plus solides.

Nous diviserons les dents minérales en deux séries : l'une qui représente la face antérieure d'une dent humaine sciée en long dans le sens de son épaisseur depuis le collet en partageant le canal dentaire en deux jusqu'au bord tranchant de la dent; nous nommerons ces dents demi-dents ou dents ordinaires : elles sont désignées sur la planche par les numéros 1, 2, 3, 4, 5, 6. L'autre série, imitant la dent naturelle en tous sens à partir du collet, avec un trou correspondant à celui de la dent humaine : ces dents, nous les nommerons dents entières ou dents à talon : elles sont désignées sur la planche par les numéros 7, 8, 9, 10.

Il devrait peut-être n'y avoir qu'une espèce de dents minérales, qui serait le résultat d'un choix fait par tous les dentistes, comme réunissant toutes les qualités qui l'auraient fait préférer et qui auraient fait exclure les autres. Les dentistes, en général, ont adopté une disposition de dents qui tient à la manière la plus répandue de les monter; mais moi, comme fabricant de dents, je dois vous indiquer toutes les dents minérales en usage que je fabrique, vous faisant connaître les modifications que j'ai apportées et que j'apporte tous les jours tant dans leur composition chimique que dans les dispositions physiques et mécaniques tendant à les perfectionner.

Nous allons examiner successivement chaque espèce de dents par numéros. La planche de dents gravées que je vous présente aujourd'hui en tête de cette brochure est la même que (moins les numéros 1, 4, 5, 7) j'ai envoyée, il y a quinze ans, à mes confrères, pour leur faire connaître ma fabrique de dents. Je présenterai d'abord la première série et par ordre d'invention : ainsi les numéros 1 et 2 furent les premières dents où le platine ainsi disposé en anneaux fut placé : ce fut l'invention, l'idée de Fonzi. La dent n° 1 était pour placer les dents à pivot, la dent n° 2 pour les dents sans pivot; cet anneau transversal, placé au milieu de la rainure, était pour recevoir un fil d'or ou de platine qui allait contourner les autres dents. Cette manière de fixer les dents est maintenant très peu employée.

Le n° 3 indique la disposition des crampons à la dent dont l'emploi est le plus répandu.

La face interne de cette espèce de dents présente une rainure et trois crampons logés sur les côtés de la rainure. La rainure doit être combinée pour diminuer le moins possible la force de la dent; car, de quelque manière que soit faite cette dent, la rainure aura toujours l'inconvénient d'être le point central où se porteront les efforts tendant à la diviser.

La rainure divise la face interne de la dent dans ses trois quarts. Dans le commencement que je fabriquais des dents, je faisais peu attention à la confection de cette rainure ; mais j'ai vu dans l'emploi de la dent que rien ne devait être négligé pour la rendre solide. La rainure, que je faisais plus ou moins profonde, sans y attacher beaucoup d'importance, a maintenant une profondeur relative à l'épaisseur de la dent; le fond de cette rainure est maintenant rond, de carré qu'il était; l'extrémité vers le bord tranchant se termine en mourant, et non plus d'une manière brusque, comme je le faisais dans le principe, et comme étaient les dents les mieux faites qui me servaient de modèle. Deux des crampons, que l'on mettait au nombre de trois, se plaçaient vis-à-vis l'un de l'autre : ainsi ils divisaient la pâte sur la même ligne; le troisième crampon, qui se trouvait à l'extrémité de la rainure, divisait transversalement la pâte dans l'endroit où elle a le moins d'épaisseur; toutes ces causes tendaient à affaiblir la dent. Mes crampons présentent une partie légèrement courbée qui est placée dans la pâte en regardant le bord externe de la dent, et lorsqu'une tige en platine est soudée à ces crampons, et que l'on casse la dent, les crampons, restant à cette tige, présentent l'ensemble d'un appareil à scellement très solide, bien supérieur et beaucoup plus simple que tout ce qui a été proposé.

Lorsqu'une dent manque, cela arrive de deux manières : les crampons s'arrachent ou cassent, ou bien la dent se brise. Lorsqu'une pièce est portée depuis longtemps, et qu'une dent vient à manquer, assez souvent ce sont les crampons qui manquent, en laissant une petite portion d'eux-mêmes à la monture; dans ce cas, c'est la pression, le frottement qui a préparé le mal : c'est l'effet de l'usage, du temps, rien n'y peut remédier; ce cas est assez rare. Mais lorsqu'une pièce est nouvellement faite, et que le client revient au bout de deux ou trois jours avec une dent cassée, que ce soit la faute du dentiste, parce qu'il aura fait peu attention à la rencontre avec les dents opposées, ou que ce soit la faute du client qui aura mordu sur un corps dur, la fracture arrive toujours à l'implantation des crampons, et d'autant plus facilement que cette implantation aura été moins bien calculée. Cela démontre donc que la quantité des crampons, leur forme, leur force, leur position, doit être en rapport avec le volume et la forme de la dent, afin de donner à celle-ci les qualités nécessaires pour assurer sa durée.

Il y a des dents qui cassent au feu, ce qui peut tenir à plusieurs causes : d'abord à la composition chimique et minéralogique de la dent, ensuite au défaut de combinaison des substances qui la composent qui ne sont pas en rapport avec le degré de chaleur qu'on leur fait subir. Il est encore d'autres causes qui dépendent de mauvaises dispositions apportées dans leur confection ; ainsi les dents ordinaires (n° 3) se font de deux manières : tel fabricant commence par mettre son émail dans le moule, puis il y met ensuite sa pâte, bat le tout ensemble, établit sa rainure, et pose ses crampons ; tel autre pose sa pâte dans la forme, fait sa rainure, met ses crampons, il émaille ensuite. Le premier moyen, qui est le plus ancien, est mauvais en ce que la pâte placée sur un émail mou enfonce plus ou moins cet émail ; alors la pâte, qui fait la force de la dent, est plus ou moins épaisse dans des moules de même dimension, plus ou moins irrégulière dans chacun de ces mêmes moules, et la pose de la tige, qui fait la rainure ainsi que celle des crampons, contribue à déformer la pâte lorsqu'on la bat. Ce premier moyen est plus prompt, plus facile, et la réussite au feu plus certaine ; mais, je le répète, il est mauvais.

J'ai employé le premier moyen dans le commencement que je faisais des dents, et j'emploie actuellement le second. Pour reconnaître quel est le meilleur, prenez deux dents faites de ces deux manières, usez-les à la meule jusqu'à la moitié : vous verrez dans l'une la pâte décrire une ligne courbe irrégulière, et dans l'autre une ligne courbe parfaitement régulière. Une autre preuve qui vous est acquise, et qui est la conséquence de ce que je viens de dire, c'est que les dents de ma fabrique ont sur les autres l'avantage de la solidité, qualité qui leur est bien reconnue, et qui dépend en partie de la manière de les faire.

Il est encore d'autres causes, qui se rattachent à la manière dont on soude, qui font casser même de très bonnes dents ; je les indiquerai à mesure que l'occasion se présentera, en donnant les différents moyens de fixer les dents à leur monture en les soudant. Tous les dentistes praticiens ont dû remarquer que, lorsqu'une dent se fend au feu, la fissure arrive toujours aux crampons, en longeant la rainure ou en la traversant. Nous devons donc conclure que la rainure doit être combinée de manière à conserver à la dent toute sa force, et que les crampons, par leur position, leur dimension et leur nombre, doivent pouvoir solidement fixer la dent à sa monture et ne pas diminuer sa solidité.

Le n° 4 indique la même disposition de crampons pour des dents d'une nouvelle composition minérale que l'on appelle transparente, et que j'appelle *dents minérales naturelles*, à cause de leur aspect demi-transparent, et parce qu'elles sont la représentation fidèle des dents naturelles.

Les n°s 5 et 6 présentent des dents sans rainure que je fais avec les compositions des n°s 1, 2, 3, mais le plus souvent avec la composition n° 4, c'est-à-dire la composition des dents *minérales naturelles ou transparentes*. La disposition des crampons n° 5 nous a été apportée des États-Unis d'Amérique. Cette disposition est assez goûtée, parce que la dent, ne présentant pas de rainure, est moins affaiblie, et qu'en perçant une petite plaque vis-à-vis les deux pointes, on fixe ainsi la plaque qui garnit la dent, et en même temps on soude cette plaque à la moulure, ce qui évite de porter la pièce plusieurs fois au feu et diminue ainsi les chances de casse, car les dents américaines sont très susceptibles au feu.

Le n° 6 indique une disposition de crampons que m'a suggérée le n° 5.

La dent n° 6 présente deux crampons faits en fil rond, légèrement aplatis et d'un volume proportionné à la dent; ils entrent dans la pâte à une profondeur calculée, et chacun dans une direction légèrement oblique opposée, comme je l'indique sur la planche, fig. 13; la partie apparente de ces crampons est recourbée. Ils se regardent et laissent entre eux un petit espace libre, lorsque la dent est brute; ils doivent être un peu *au-dessous* du niveau de la pâte, afin qu'en la taillant, en la dressant, on puisse les toucher, bien que ce ne soit pas nécessaire. Ces crampons ont l'épaisseur que j'indique sur la planche, ce qui permet d'y toucher à la meule sans crainte. Les dents ainsi disposées peuvent être montées avec beaucoup de solidité; le travail est diminué en ce que la dent ne passe pas deux fois au feu. On a voulu faire des dents où un morceau de platine occupât la place de la rainure de la dent n° 3. Je ne conçois pas comment pareille idée, toute séduisante qu'elle paraît, a pu être mise à exécution; car il était évident que ce morceau de platine, lorsque la dent cuisait, devait la faire fendre, à cause de la dilatation du métal qui est en opposition avec la contraction de la pâte; et quand bien même la dent ne serait pas sortie du four fendue, parce que la pâte, dans sa demi-fusion, se serait attachée au platine, l'aurait enveloppé, pour ainsi dire, elle casserait lorsqu'on l'emploierait, parce que, à un feu moindre que celui du porcelainier, le platine se dilate, et que la pâte n'éprouvant pas la demi-fusion, sa dilatation est très minime et n'est pas en rapport avec celle du platine. Ce genre de fabrication a été abandonné.

Ce que je viens de dire vous donne la raison pour laquelle je mets deux crampons qui se regardent par leur courbure; en effet, ces deux crampons, s'ils étaient réunis en un seul, pourraient avoir le même inconvénient que le morceau de platine placé dans la rainure avant la cuisson. Ma disposition présente des avantages : d'abord les crampons sont plus entrés dans la pâte, par conséquent plus solides, et la surface qu'ils présentent à la soudure étant assez étendue, il est très facile de souder la plaque lorsqu'il s'agit d'une pièce de plusieurs dents; on a la même facilité pour une dent à pivot; au moyen d'un crampon à dent que j'ai figuré sur la planche n° 12, vous soudez votre pivot où vous voulez. Ces dents donnent donc de bons résultats pour la solidité.

Les dents n° 7 présentent des dents entières à talon, ayant deux crampons à leur orifice près le bord tranchant. Ces dents s'emploient en remplacement de dents naturelles, dans le cas où elles peuvent se placer facilement.

Les dents n° 8 présentent la même dent contenant un tube en platine ou en or dans son centre. Ces dents, comme les précédentes, commencent à être employées; elles le sont plus particulièrement par les Anglais. Je fabrique depuis bien longtemps pour ce pays cette espèce de dents, et particulièrement les dents n° 7, aux crampons desquels ils soudent des tubes en or ou en platine, semblables à ceux du n° 8, excepté qu'à ce numéro ils ne sont pas soudés. Il se fait depuis quelques années, en Angleterre, des dents d'une composition d'émail fusible à un très faible feu, comme il est facile de s'en assurer; ces dents portent un tube comme le n° 8, soit en or ou en platine. Ces dents ne supportent pas d'être soudées à l'or : il faut les souder au soufre. Beaucoup de dentistes ne voulaient pas employer le minéral, supposant qu'il devait être altéré par la salive ; mais ils étaient dans l'erreur, car il résiste parfaitement à la salive, et la pratique a dû vous faire voir ou vous fera voir des dentiers complets dont les molaires en hippopotame sont altérées par le temps et l'usage sans que les dents à tubes soudés au soufre soient nullement altérées. Les tubes en platine sont préférables aux tubes en or; mais comme les clients se laissent assez facilement séduire par les yeux, j'ai imaginé de dorer, au moyen du galvanisme, les tubes de mes dents n° 8. Ainsi, sans rien ôter à la qualité, je leur donne l'apparence d'une valeur intrinsèque plus grande sans en augmenter sensiblement le prix.

Le n° 9 présente des dents avec un trou qui ne traverse pas la dent. Cette espèce de dent est employée aux États-Unis. On met dans ce trou un pivot en bois. J'ai vu une dent à pivot ainsi placée qui était parfaitement bien.

Le n° 10 présente des dents pareilles au n° 9, avec un trou latéral qui vient percer en croix la goupille longitudinale.

De la nuance des dents minérales.

La nuance des dents minérales doit être celle des dents humaines, qui varient selon les âges, les tempéraments, l'état de santé ou de maladie. On doit donc trouver dans les dents minérales autant de nuances qu'il en existe dans les dents humaines. Un défaut assez ordinaire aux dentistes, c'est de se servir de dents trop blanches ; ils ne s'en aperçoivent que lorsque la dent est placée, et alors ils pensent que la dent a changé au feu (ce qui peut être vrai pour des dents de mauvaise qualité). Quand on choisit une dent en la comparant pour la nuance aux dents voisines, il ne faut pas la prendre plus large que la dent que l'on a à remplacer ; il faut la mettre sur le même plan que les voisines ; choisir exactement le même ton, et même toujours un peu plus foncé, parce qu'on ne reconnaîtra pas pour fausses des dents un peu plus brunes que les voisines, et qu'en outre, les dents qui restent ne blanchiront pas; bien au contraire, elles bruniront.

Je fabrique et j'emploie avec grand avantage les dents à deux nuances : la partie supérieure de la dent est plus foncée, plus brune ou plus jaune. Ce genre de dents est difficile à obtenir, mais il est précieux. Les dents minérales, telles qu'on les fabrique depuis longtemps, présentent une surface émaillée, convexe, unie, qui est le résultat de la fusion de l'émail, qui fond toujours régulièrement et en goutte. Cette disposition, qui n'est pas celle de la dent naturelle, présentait aux dentistes des difficultés pour les faire ressembler par la forme aux dents naturelles.

Pénétré de ces inconvénients, j'ai fait des essais dont les premiers remontent à plus de quinze ans. Il ne m'était pas difficile de faire des dents d'une forme naturelle, de les émailler peu en les couvrant d'un émail peu fusible qui ne se déformât pas; je réussissais très bien et très facilement. Quelques dentistes qui font des dents emploient ce moyen et croient avoir réussi; mais ils sont dans l'erreur, car les dents ainsi faites trompent moins l'œil, lorsqu'elles sont dans la bouche, que les dents ordinaires, qui, à cause de l'épaisseur de leur émail qui cache l'opacité de la pâte, prennent une teinte de fond qui les rend préférables aux dents imitant les formes des dents naturelles dont je viens de parler. C'est surtout le soir, aux lumières, que leur imperfection est apparente, parce qu'alors elles prennent un ton mat. Dans les dents ordinaires, ce défaut se fait également remarquer, mais beaucoup moins, surtout lorsque le dentiste a eu soin, en les taillant, d'enlever les bords où la pâte pourrait se laisser voir, et de choisir des dents où la couche d'émail est épaisse. Dans ce cas, la dent, quoique plus bombée, se reconnaîtra moins dans la bouche si elle est taillée artistement.

Depuis plusieurs années, j'avais trouvé le moyen de les rendre transparentes, mais elles changaient au feu; maintenant, tous ces inconvénients, toutes ces difficultés sont surmontées; mes dents minérales naturelles, dites transparentes (1), remplis-

(1) C'est-à-dire imitant parfaitement les dents naturelles, mot dont je me servirai pour indiquer cette espèce de dent.

sent toutes les conditions voulues, la demi-transparence, le demi-brillant de leur surface, les nuances fondues du collet au bord tranchant, les dimensions, les formes variées et la qualité, qui fait qu'elles ne cassent ni ne changent au feu, comme les dents faites par les Anglais, qui nous avaient devancés dans la confection de ces dents.

Leurs dents, très bien faites et d'une apparence tout à fait naturelle, avaient une supériorité apparente sur les dents de fabrique française, et pourtant l'emploi n'en pouvait devenir général, parce que ces dents ne peuvent supporter le feu. Stimulé par l'importation des dents anglaises, je me suis mis de nouveau à faire des essais, qui m'ont donné, non sans beaucoup de peine, les plus heureux résultats, des dents d'un aspect tout à fait naturel au jour et à la lumière, pouvant supporter d'être soudées à l'or fin sans s'altérer (1).

La fabrication des dents minérales ne consiste pas principalement à connaître quelles sont les substances premières ou secondaires que l'on emploie, telles que pâtes et émaux, mais celles propres à donner de la qualité aux dents, afin de les rendre plus dures, plus serrées dans leur intérieur, moins cassantes et non changeantes au feu. C'est surtout sur ce point qu'il serait difficile de donner des notions profitables; car il ne suffirait pas d'indiquer les substances, ce qui serait facile, il faudrait encore que j'entrasse dans des détails de fabrication difficiles à saisir dans leur description, puisqu'en voyant faire les dents on ne s'en rend pas toujours facilement compte.

Il est encore d'autres difficultés qui tiennent aux localités : ainsi, la pâte et l'émail, que j'emploie comme base, sont tirés des fabriques de porcelaine de Paris; je prépare mes pâtes et mes émaux pour les cuire à ces mêmes fours, parce que le feu qu'ils donnent pour cuire la porcelaine est en rapport avec celui nécessaire pour cuire mes compositions de dents, dans lesquelles entrent les mêmes pâtes, les mêmes émaux, auxquels j'ai ajouté des substances qui les colorent, qui les durcissent

(1) Lorsqu'il devient nécessaire de faire quelque réparation à une pièce qui a été portée dans la bouche, il faut prendre plus de précaution quand il s'agit de la souder de nouveau.

sans changer leur nature plus ou moins fusible vis-à-vis le feu qu'ils doivent supporter. Les dentistes étrangers entre les mains desquels pourrait arriver cette brochure se trouveraient donc trompés, malgré ma bonne foi, si je leur donnais des renseignements qui ne peuvent pas être généraux ; car, dans les différentes fabriques, les pâtes et les émaux sont combinés différemment, et supportent d'une manière plus ou moins convenable les différentes substances qu'il faut y ajouter pour la fabrication des dents. Ainsi, ce que je dirais en indiquant les proportions des substances constituant les pâtes et les émaux, pourrait ne pas être exact, puisqu'en France, en Angleterre, en Allemagne, aux États-Unis, et dans plusieurs cantons de ces mêmes pays, il y a des terres différentes (ce qui permet de distinguer les porcelaines entre elles). Dans ces différents pays, chaque fabricant doit donc modifier sa composition.

Il y aurait encore d'autres inconvénients à donner des documents; ainsi, les substances que je fais entrer dans mes compositions, je les prépare moi-même, et je me rends un compte exact des minéraux ou métaux que j'y fais entrer ; tandis que, lorsque l'on achète ces mêmes substances, si, par exemple, c'est de l'oxyde d'or, les sels ou le métal précipitant entrent en plus ou moins grande proportion dans un poids déterminé ; on ne peut savoir alors quelle est la quantité de métal colorant.

Malgré ces avantages et ces précautions, dont ne m'exempte pas la longue habitude de la fabrication, je suis souvent trompé dans mes espérances, et souvent je suis loin d'obtenir les nuances que je désire, soit que les oxydes ou les pâtes aient été plus ou moins broyés, que le feu ait eu plus ou moins de durée, plus ou moins d'intensité.

Toutes ces considérations m'empêchent donc de publier mes moyens de fabrication, qui pourraient peut-être profiter à plusieurs, malgré les difficultés que j'indique, mais nuire encore à un plus grand nombre. Cette brochure a seulement pour but de faire connaître et apprécier la fabrication dont je m'occupe depuis quinze ans. C'est aujourd'hui que, croyant l'avoir portée à un haut degré de perfection, je me plais à vous en entretenir, afin que dans le choix des dents et dans leur emploi, vous puissiez apprécier les motifs qui m'ont guidé dans mes travaux, et les mettre à profit. Je n'ai pas pour cela la prétention de changer votre manière de confectionner les pièces artificielles; mais peut-être y trouverez-vous quelques renseignements utiles.

Manière de monter les dents à pivot.

Tous les dentistes de cette époque savent souder; mais dans le principe de l'emploi des dents minérales, les dentistes, dont la clientèle était ancienne et habituée à l'emploi des dents naturelles, se sont mis difficilement à employer la lampe à souder. Cet appareil est celui dont les bijoutiers se servent, et que plusieurs dentistes ont remplacé par une lampe à esprit-de-vin, qui a l'avantage, lorsque le laboratoire se trouve près du cabinet, de ne pas donner mauvaise odeur, d'être moins malpropre, et de s'allumer à l'instant. La manière de souder ne peut guère se décrire; il faut voir faire; c'est ensuite une habitude à prendre.

Lorsqu'il s'agit de poser une dent à pivot, après avoir scié, limé la racine, on prend modèle en cire, puis en plâtre. Beaucoup de dentistes mettent une dent à pivot sans prendre modèle; moi, je prends cette précaution, parce que l'on est plus certain d'arriver juste et bien. Si on ne le fait pas, on marche en tâtonnant et presque au hasard, ce qui fait que le travail laisse toujours à désirer. Ainsi que je l'ai dit, je prends modèle en cire, puis en plâtre. Pendant que mon plâtre prend, je choisis ma dent, je fore le trou de la racine, je dégrossis la dent que j'ai choisie; alors mon plâtre est bon à sortir de la cire, je m'en sers pour tailler ma dent sur la racine. Pour disposer la rainure en face du canal dentaire, je prends un fil d'or, ou mieux de platine, que je calibre sur la grosseur du foret qui m'a servi à régulariser le trou de la racine. Je me suis assuré, en prenant modèle, de la direction à donner au pivot par un petit morceau de laiton entré dans la racine avant de prendre modèle en cire; il reste dans la cire, puis dans le plâtre. Lorsque je crois être bien sûr de la direction donnée au pivot, je le soude en le maintenant par une pincette, figure n° 12; je couvre le pivot avec du blanc d'Espagne en pâte liquide; car, en soudant le pivot de la dent, la soudure irait à l'extrémité libre du pivot, cette extrémité étant promptement et involontairement chauffée. Si, comme il arrive quelquefois malgré ces précautions, le pivot n'a pas la direction convenable pour que la dent se trouve en place, on scie le pivot à moitié ou aux deux tiers de son épaisseur, du côté où l'on veut l'incliner; ensuite on présente la dent à sa place. Quand on est sûr de sa direction, on la retire, on fond un paillon de soudure pour remplacer le trait de scie (1); alors on enfonce la dent par force en agissant sur le pivot seulement ou sur la dent, mais plutôt sur le pivot; car en employant la même force sur la dent que celle qu'on peut employer sans crainte sur le pivot, on la casserait.

En employant ces moyens, vous aurez placé solidement votre dent, et vous ferez attention que sa rencontre avec les dents du bas ne puisse avoir lieu, et que, dans le cas d'un choc par l'entremise accidentelle d'un corps étranger, ce choc s'opère sur la garniture métallique plutôt que sur la dent elle-même.

Pièces de plusieurs dents réunies.

J'aurais beaucoup à faire si je voulais traiter à fond des pièces de plusieurs dents réunies, et parler des difficultés qui se présentent dans un grand nombre de cas. Ce travail seul demanderait un gros volume, et encore n'aurait-on pas tout dit; car autant de pièces qui se présentent, autant de cas différents. C'est au dentiste intelligent à choisir, à combiner ses moyens pour atteindre le but qu'il se propose. Il ne peut y avoir de règles : la même pièce peut être faite de deux ou trois manières

(1) La crainte de porter les dents au feu une seconde fois peut vous empêcher d'employer ce moyen, mais vous vous repentiriez de ne pas l'avoir suivi; car le moindre inconvénient qui en résulterait, serait que le pivot ployé par un angle arrondi déplacerait la dent de son ajusté sur la racine, et rentrerait mal dans le canal. Il pourra se faire aussi qu'en voulant ployer le pivot vous cassiez la dent; alors c'est à recommencer.

différentes et atteindre le même but. Ainsi, pour la même pièce, on peut prendre des points d'appui différents, qui seront plus ou moins éloignés du corps de la pièce, qui s'ajusteront sur tel ou tel point de la même dent, et qui seront plus ou moins multipliés. Les raisons qui déterminent le dentiste sont infinies, et dépendent d'une foule de circonstances.

Une pièce dentaire artificielle peut être faite de plusieurs manières, mécaniquement parlant : ainsi on peut faire la même pièce avec une demi-garniture ou sur une plaque estampée.

Je prends pour exemple une pièce de quatre ou cinq dents antérieures manquant à la mâchoire supérieure, les unes à côté des autres, ou laissant des intervalles de dents existantes, qu'il y ait ou non des racines portant pivot.

Après avoir pris modèle en cire des dents qui manquent, et en même temps des dents sur lesquelles vous vous proposez de prendre des points d'appui (1), vous prenez modèle de celles de la mâchoire du bas, de manière à avoir par vos deux modèles en plâtre la rencontre des dents des deux mâchoires opposées. Ces modèles en plâtre, que vous avez tirés des modèles en cire, vous servent à ajuster vos dents : ils doivent être la reproduction exacte de la bouche. Le modèle du bas, par la manière précise avec laquelle il s'engrène avec les dents supérieures qui restent (ce que vous pouvez vérifier sur la bouche de la personne), vous donne la garantie que vos modèles sont bien pris ; vous pouvez donc, sans craindre une erreur de ce côté, commencer à ajuster vos dents sur le plâtre, après avoir choisi les nuances et les formes les plus convenables, selon les emplacements. Vous les usez sur la meule (2) pour les ajuster

(1) Bien entendu, vous avez préparé la bouche, c'est-à-dire limé les racines s'il y en a, de manière à n'avoir pas à y toucher lorsque la pièce sera faite.

(2) Je recommande l'usage d'une meule d'une assez grande dimension, de huit à seize pouces, que l'on fait tourner avec le pied; vous irez beaucoup plus vite et mieux que si vous employez de petites meules de six à huit pouces que l'on fait tourner avec les mains, comme je vois faire à beaucoup de dentistes, qui prétendent aller aussi vite qu'avec une grande meule; cela n'est vrai pour eux qu'autant qu'ils

sur les inégalités des gencives et des racines, s'il y en a; vous les collez provisoirement avec de la cire, et vous rapprochez votre modèle du bas tel qu'il doit se rencontrer avec les dents du haut; alors vous taillez le bord tranchant et la face interne de vos dents supérieures, de manière que, dans les différents mouvements de rencontre entre les dents naturelles, la pièce artificielle ne soit pas heurtée. Pour y arriver, on est obligé quelquefois de faire des dents très courtes, très irrégulières, de les poser en avant ou en dedans, de les tourner sur elles-mêmes; dans ce cas, la pièce perd de sa régularité, mais elle gagne du naturel entre les mains d'un dentiste habile, et comme la première condition est que la pièce ne soit pas rencontrée, il faut tout faire pour l'empêcher.

Les dents ainsi ajustées sur la gencive et mises en rapport, comme je viens de le dire, avec les dents du bas, vous soudez dans la rainure un morceau de platine, et vous dressez ensuite à la meule pour que la plaque qui garnira la face interne de la dent s'y colle bien. Si vous employez des dents n° 5, employez le moyen que j'ai indiqué à la page 19. Si vous vous servez des dents n° 6, vous aurez plus de facilité et plus de garantie de solidité; avec ces espèces de dents vous évitez une soudure.

Vos dents ainsi taillées, garnies de plaques, lorsque vous voulez faire une pièce soudée sur modèle en plâtre sans estamper de plaque, vous ajustez vos crochets en or demi-rond autour des dents; vous disposez vos points d'appui, vos crochets d'attache, d'après la combinaison que vous avez arrêtée; vous collez ensemble vos dents sur le plâtre à la place que vous voulez qu'elles occupent dans la bouche; vous vous assurez une dernière fois, en rapprochant votre modèle du bas, que toutes vos dents sont bien en place; alors vous garnissez la partie antérieure des dents avec de la terre à porcelaine ou du plâtre

n'ont jamais employé de grandes meules. On se sert aussi du tour pour faire les ajoutés qui présentent des inégalités que la meule ne peut pas produire. Pour cela, je fabrique de petites molettes de composition végéto-minérale de différentes graines; il faut les employer continuellemen. mouillées.

éventé très clair (1) ; vous prolongez cette garniture sur le modèle en plâtre et assez loin ; vous entourez avec un fil de fer très fin ou avec un fil à coudre les premières couches de garniture en passant en devant de vos dents ; vous recouvrez ce fil de fer ou ce fil à coudre successivement de plusieurs couches de garniture jusqu'à ce que vous pensiez qu'il y en a assez pour tenir vos dents pendant que vous les souderez ; il faut que cette garniture ait à peu près la même épaisseur dans toute son étendue (environ une ligne et demie) pour qu'elle soit moins susceptible de se déranger au feu ; ensuite vous laissez sécher librement, si vous n'êtes pas pressé, ou vous mettez votre pièce devant le feu ; vous l'en approchez peu à peu, puis enfin vous la mettez assez près pour que la cire, qui a servi à coller les dents, fonde et soit absorbée par le plâtre et la garniture ; votre plâtre est alors libre, et vous ajustez dessus votre garniture en or ou en platine ; vous mettez de la soudure épaisse en suffisante quantité pour qu'elle ne grille pas, vous la mouillez d'un peu d'eau de borax pour empêcher l'oxydation et pour bien réunir toutes les pièces, afin qu'il n'y ait pas de vide (2) ; de cette manière la pièce étant ensuite limée et adoucie, on ne voit pas, pour ainsi dire, les jonctions que la soudure a produites. Une pièce ainsi faite, quand elle est calculée, doit aller parfaitement dans la bouche sans avoir besoin d'y retoucher.

(1) Chaque dentiste emploie différentes choses qui lui réussissent : certains argiles, différentes terres siliceuses, etc.

(2) Je me sers, pour placer les objets que je veux souder, d'une cuillère à fondre le plomb de six pouces de diamètre sans manche ; je la tiens en dessous par une espèce de pied ; je mets dedans de la cendre, et, sur cette cendre, la pièce que je veux souder, que j'enveloppe de charbons allumés en plus ou moins grande quantité, selon le volume de la pièce que je veux échauffer ; avant de la souder, je laisse ainsi dix minutes, un quart d'heure, s'échauffer, ma pièce sur son modèle ; je pousse ensuite la flamme de la lampe par le chalumeau ; je la pousse large et chaude en lui faisant envelopper toute la pièce, de manière à l'échauffer également et sans discontinuer ; alors je dirige ma flamme sur les points à souder, de manière que la soudure coule tout ensemble en miroitant sur tous les points de la pièce que je lui ai réservés.

Si vous vous préparez à monter des dents sur une plaque estampée, vous pouvez encore souder sur le modèle en plâtre. Pour cela, vous collez vos dents sur le plâtre comme précédemment, vous placez votre plaque estampée derrière les dents, de manière que le rebord de la plaque estampée vienne joindre la plaque qui garnit la face interne de vos dents. Si votre plaque estampée doit revenir en devant de la gencive (dans le cas où la lèvre supérieure ne vient pas découvrir cette gencive), les dents, au lieu de porter directement sur la gencive comme ci-dessus, portent sur le métal qui enveloppe la gencive; alors, pour souder vos dents sur cette plaque, vous vous y prenez ainsi : après les avoir ajustées sur la plaque comme précédemment, vous l'avez fait sur le plâtre, vous les collez avec de la cire, vous les garnissez avec de la terre à porcelaine ou du plâtre comme ci-dessus, vous entourez d'un fil de fer ou d'un fil à coudre pour maintenir la garniture pendant qu'elle sèche; lorsqu'elle est bien séchée à un feu doux, puis plus fort, la cire fond, est absorbée par le plâtre qui vous laisse la place libre; vous mettez du borax, de la soudure pour joindre vos dents à la plaque, vous portez votre pièce au feu, vous l'échauffez et la soudez, comme je l'ai dit précédemment, vous réparez ensuite votre pièce, et si vous avez bien calculé le résultat à l'avance, la pièce doit bien aller.

Je pourrais indiquer bien des moyens différents de monter les dents; mais ce serait trop sortir de mon sujet : j'ai déjà dépassé les bornes que je m'étais imposées. Mon principal but est de faire connaître la manière dont j'envisage la fabrication des dents, qui m'occupe depuis plus de quinze ans, et à laquelle je viens donner un nouvel élan en m'y consacrant entièrement et exclusivement.

Du prix des dents.

Les prix que j'indique sur la planche en tête de cette brochure sont très bas pour les n°s 1, 2, 3; le n° 3 surtout étant très employé, j'ai voulu mettre cette sorte de dents au prix le moins élevé, pour que mes confrères puissent avoir des assortiments suffisants. Ce n'est pas que je prétende livrer à des prix moins élevés que mes concurrents, car les soins particuliers que j'ai toujours apportés à ma fabrication m'ont empêché d'être le premier à les baisser; la préférence éclairée dont m'ont honoré les dentistes m'en a dispensé jusqu'à ce jour. Un concurrent, au contraire, qui se contente d'imiter un objet par l'apparence seulement, qui ne fait aucun calcul, aucun raisonnement, aucun effort (1) pour améliorer cet objet, est obligé de baisser les prix pour se procurer la vente. Ainsi il attire des marchands qui ne s'occupent pas de la qualité, pourvu qu'ils trouvent l'apparence; mais les dentistes, en général, savent faire la différence. Je pourrais, si je voulais, faire la concurrence de prix, et user d'un avantage que j'ai seul sur les autres fabricants de dents : c'est d'être préparateur de platine; mais je n'entends la concurrence que par les améliorations.

Les autres numéros offrent beaucoup de difficultés dans la réussite ; c'est ce qui fait la différence de prix.

(1) Depuis quinze ans que je fabrique des dents, toutes les inventions et modifications que j'ai apportées à ce genre d'industrie ont été goutées par mes confrères et imitées par mes concurrents autant qu'il leur a été possible.

DENTS MINÉRALES

Fabrique du Dr. **BILLARD**, Rue Cassette, N° 8.

PARIS.

N° 1. N° 2. N° 3. Marque des Dents

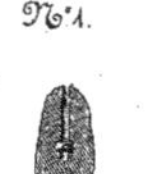

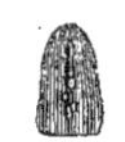

Le Cent : de 15 à 25 f.

DENTS MINÉRALES NATURELLES DITES TRANSPARENTES. N° 4.

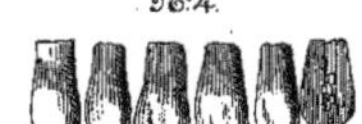
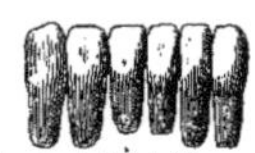
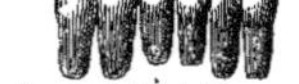

Le Cent : 50 f. – La bouche de 6 dents : 8 f.

Dents petites et grosses molaires à rainures et crampons, selon les N° 1, 2, 3.

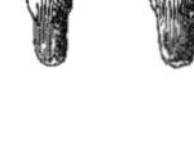

DENTS MINÉRALES NATURELLES DITES TRANSPARENTES

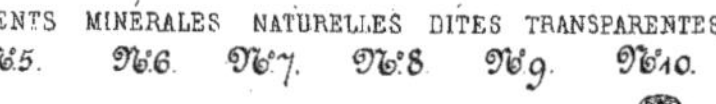

N° 5.

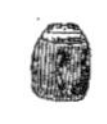

Le Cent : 50 f.

N° 6.

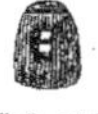

Le Cent : 50 f.

N° 7.

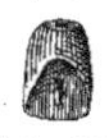

Le Cent : 60 f.

N° 8.

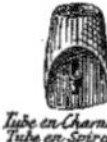

Tube en Charnière
Tube en Spirale.
De 50 à 100 f. le cent.
Tube en Or 150 f. le cent.

N° 9.

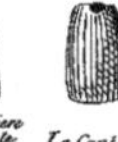

Le Cent : 50 f.

N° 10.

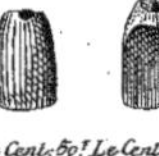

Le Cent : 50 f.

Forme et position des Crampons

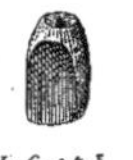
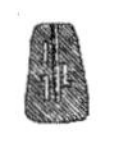
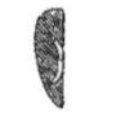

Fig. 11.

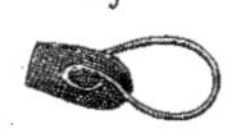

Fig. 12.

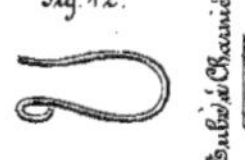

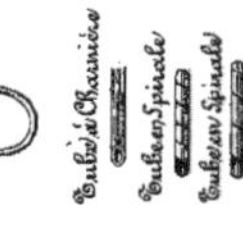

Dents à gencives de formes et dimensions variées pour perte de substance. Pièces de plusieurs Dents et Dentiers complets. Prix varié.

Pour les Pièces et les Dentiers, il faut envoyer le modèle en Plâtre

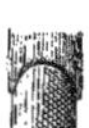

MOLETTES VÉGÉTO-MINÉRALES DE DIFFÉRENTES DIMENSIONS ET DE DIFFÉRENTS GRAINS.

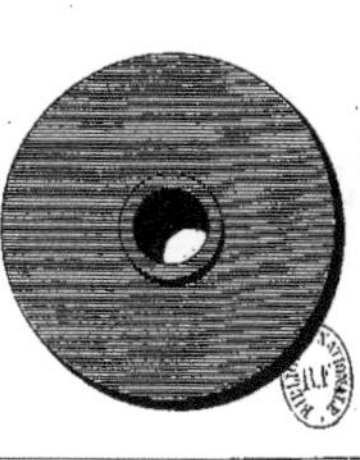
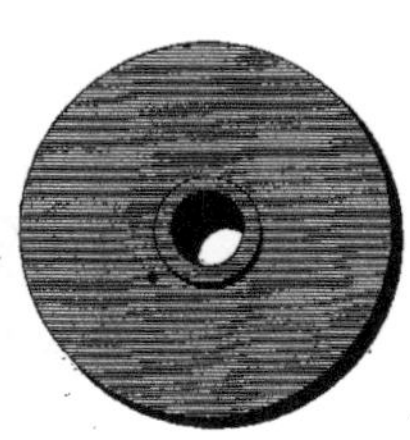
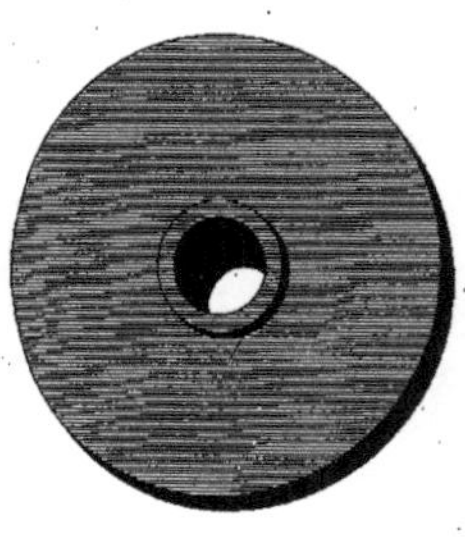

Lith. Geyer, 9, Pas. Dauphine, Paris.

www.ingramcontent.com/pod-product-compliance
Ingram Content Group UK Ltd.
Pitfield, Milton Keynes, MK11 3LW, UK
UKHW021028260726
13994UKWH00005B/2019

9 782329 127927